DES TROUBLES FONCTIONNELS

DE LA

DÉGLUTITION

CHEZ

LES TRACHÉOTOMISÉS

PAR

Le Dr V. RAULIN

CHEF DE LA CLINIQUE LARYNGOLOGIQUE, RHINOLOGIQUE ET OTOLOGIQUE
DU Dr E. J. MOURE

PARIS

OCTAVE DOIN, LIBRAIRE-ÉDITEUR

8 — place de l'Odéon, — 8

—

1889

73

DES TROUBLES FONCTIONNELS

DE LA DÉGLUTITION

CHEZ LES TRACHÉOTOMISÉS

Communication faite à la Société de Médecine et de Chirurgie de Bordeaux.

DES TROUBLES FONCTIONNELS

DE LA

DÉGLUTITION

CHEZ

LES TRACHÉOTOMISÉS

PAR

Le Dr V. RAULIN

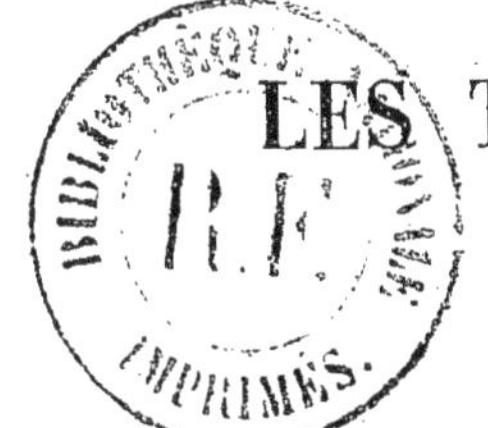

CHEF DE LA CLINIQUE LARYNGOLOGIQUE, RHINOLOGIQUE ET OTOLOGIQUE

DU Dʳ E. J. MOURE

PARIS

OCTAVE DOIN, LIBRAIRE-ÉDITEUR

8, — place de l'Odéon, — 8

—

1889

DES TROUBLES FONCTIONNELS
DE LA DÉGLUTITION
CHEZ LES TRACHÉOTOMISÉS.

———

Par troubles fonctionnels de la déglutition chez les trachéotomisés, nous voulons entendre les désordres que l'on observe après la trachéotomie, indépendamment de toute lésion organique, opératoire ou autre survenue du côté des premières voies de la respiration et de la digestion. En donnant cette définition, nous délimitons notre sujet d'étude, nous indiquons par là que nous laisserons de côté les troubles de la déglutition imputables soit à une perforation de l'œsophage, soit à une paralysie des muscles pharyngiens ou laryngiens, soit à des désordres de la sensibilité de ces organes, soit enfin à une ulcération trachéo-œsophagienne, toutes lésions que l'on peut observer après la trachéotomie. Nous renvoyons le lecteur que cette question intéresse au travail d'Archambault, publié en 1854 dans l'*Union médicale,* et au mémoire du Dr Lalesque, paru dans le *Journal de Médecine de Bordeaux,* en 1883. Cependant il est juste d'ajouter que ces auteurs se sont occupés des troubles d'ordre purement fonctionnel; mais comme ils n'ont fait qu'ébaucher leur étude, nous croyons pouvoir essayer de la compléter.

Les troubles de la déglutition consécutifs à l'ouverture de la trachée ont été observés dès que cette opération est entrée dans la pratique chirurgicale, c'est ainsi que ces phénomènes attirèrent l'attention de Trousseau, qui, le premier, les signala dans ses cliniques au monde médical. Depuis, ces faits ont été le sujet des communications que nous venons de citer; mais ils n'ont pas été assez soulignés pour paraître dans les ouvrages classiques. Il n'est pas de jour cependant où de jeunes praticiens ne soient vraiment alarmés par la constatation de ces phénomènes auxquels ils attribuent une signification qui heureusement n'est jamais justifiée.

Une série de cas que nous avons étudiés et les renseignements puisés auprès de notre cher maître, M. le Dr Moure, et auprès de MM. Dudon et Demons, nous permettent de résumer ainsi les données de l'observation :

1° Les troubles fonctionnels de la déglutition après la trachéotomie consistent dans le rejet, par la canule le plus souvent, des aliments liquides (le lait plus particulièrement) [1] et quelquefois des solides;

2° Ce rejet qui succède à un accès de toux n'est que partiel;

---

[1] Il est, en effet, à remarquer que de tous les liquides c'est le lait qui est le plus souvent rejeté; le vin vient ensuite par ordre de fréquence. On voit parfois l'eau sucrée et le bouillon ne pas être rejetés, ce qui ne veut pas dire qu'ils ne passent pas dans les voies aériennes.

3° Il n'est pas constant et ne se montre pas chez tous les opérés, cependant il est assez souvent observé;

4° Il disparaît momentanément par la fermeture temporaire de la canule;

5° Le rejet est plus abondant lorsque l'on enlève cette dernière;

6° Coïncidant avec l'inspiration, il paraît être en rapport avec les troubles du rythme respiratoire occasionnés le plus souvent par la toux et la fièvre;

7° Il se rencontre à tout âge de la vie, aussi bien chez l'adulte que chez l'enfant, plus souvent chez le premier que chez le second;

8° La date de son apparition est très variable : chez l'adulte, il se montre dans les premières heures qui suivent la trachéotomie; chez l'enfant, son début plus tardif se fait vers le cinquième jour;

9° Sa durée, quoique variable, ne dépasse pas en général trois à quatre jours.

Le rejet par la canule des aliments liquides et plus rarement celui des solides, voilà les faits observés dont il nous faut chercher une explication qui cadre avec toutes les données de l'observation que nous venons d'exposer.

La première idée qui vient à l'esprit, c'est que ces troubles pourraient être dus à des désordres purement fonctionnels survenus dans l'innervation des muscles qui président à la déglutition; ces désordres auraient pour résultat la non-occlusion des voies aériennes pendant le deuxième temps de la déglutition, d'où le passage des aliments dans la trachée et leur rejet par la canule, après un accès de toux. Au premier abord, cette opinion paraît admissible, car l'on voit tous les jours un traumatisme occasionner, dans une région voisine, des troubles musculaires parétiques d'origine réflexe; c'est ainsi qu'une fracture de cuisse s'accompagne de rétention d'urine passagère; le traumatisme retentissant dans la moelle sur le centre de la miction, il en résulte des troubles vésicaux parétiques d'origine réflexe; ces derniers ont une grande analogie, au point de vue de leur apparition, de leur marche et de leur durée, avec les troubles fonctionnels de la déglutition après la trachéotomie. Pourquoi ne pas admettre alors que le traumatisme opératoire (ouverture de la trachée) a retenti sur le centre des mouvements de la déglutition, situé dans le bulbe, et que, par suite, il a occasionné des troubles réflexes parétiques dans les muscles du pharynx et du larynx chargés de l'occlusion des voies aériennes pendant le deuxième temps de la déglutition? Nous ne pouvons pas accepter cette manière de voir, parce que dans certains cas le rejet par la canule n'apparaît que cinq à six jours après le traumatisme, et surtout parce qu'il disparaît et reparaît instantanément, suivant que l'on ferme ou que l'on ouvre la canule; on ne peut pas croire qu'une semblable variabilité dans l'innervation de certains muscles puisse être obtenue par la simple fermeture ou ouverture de la canule. C'est pour ces mêmes raisons que nous n'admettons pas la manière de voir d'Archambault, qui veut que la non-occlusion des voies aériennes soit due à des troubles parétiques pharyngiens et laryngiens dus à la diphtérie; en outre, cette hypothèse doit être rejetée par le fait seul que les troubles de la déglutition s'observent chez des adultes trachéotomisés pour des sténoses nullement diphtéritiques, par suite, chez eux, toute idée de parésie doit être écartée.

Du reste, les hypothèses que nous venons de passer en revue n'admettent comme seul facteur dans la genèse des troubles observés que le défaut d'action des muscles pharyngiens et laryngiens, qui entraînerait la non-occlusion des premières voies respiratoires. Or, la fermeture du larynx lui-même, tant du vestibule que de la glotte elle-même, n'est pas indispensable pour que le deuxième temps de la déglutition se fasse normalement; l'abaissement de l'épiglotte est un facteur négligeable dans la fermeture des voies aériennes, car tous les jours il nous est donné de voir l'épiglotte disparaître totalement à la suite de processus ulcéreux divers sans que la déglutition en souffre. Il en est de même de l'occlusion de la glotte elle-même; on connaît l'expérience de Longet, qui, par l'ouverture de la trachée, a pu maintenir la glotte dilatée par une pince, sans gêner la déglutition des solides et des liquides.

L'abaissement de l'épiglotte et l'occlusion de la glotte elle-même ne sont donc que des facteurs accessoires dans l'occlusion des premières voies respiratoires; le seul agent indispensable est le mouvement ascensionnel du larynx, par lequel cet organe se porte obliquement en haut et en avant pour cacher son ouverture derrière la base de la langue; c'est ce mouvement oblique en haut et en avant qui explique pourquoi les aliments ne touchent que la partie postérieure du larynx dans la déglutition normale. On constate ce fait si, à l'exemple de Guinier, on vient à pratiquer l'examen laryngoscopique après avoir fait avaler à un sujet sain un bol alimentaire imprégné d'encre noire : on voit que les parties seulement colorées sont la base de la langue, la face antérieure de l'épiglotte, les gouttières laryngo-pharyngées et l'entrée de l'œsophage. Enfin, lorsque, en pathologie laryngienne, les malades souffrent pendant la déglutition, nous savons que les lésions siègent à la région postérieure.

Que ce mouvement du larynx en haut et surtout en avant vienne à manquer, ce n'est pas seulement la paroi postérieure, mais bien la cavité elle-même du larynx qui devient accessible aux aliments. En outre, l'ascension de l'organe vocal s'accompagne de l'ouverture de l'entrée de l'œsophage ; la suppression de l'un de ces mouvements entraine celle de l'autre.

De l'exposé de ces faits, il résulte que le mouvement ascensionnel du larynx est le seul facteur indispensable pour la fermeture des voies aériennes pendant le deuxième temps de la déglutition. Ce fait acquis, nous devons chercher l'explication des troubles observés dans une hypothèse qui admette la non-occlusion des voies aériennes par défaut d'ascension du larynx. Or, quelles sont les circonstances qui permettent à cet organe de remonter ? C'est, d'une part, la contraction des muscles sus-hyoïdiens (agent actif) et d'autre part la mobilité du larynx, qu'il emprunte à la mobilité de la trachée elle-même (agent passif) ; en effet, il est prouvé en physiologie que, lorsque l'organe vocal remonte, la trachée, grâce à sa gangue de tissu cellu-

laire, remonte elle aussi et s'allonge en même temps
au moyen de ses membranes inter-annulaires. On
comprend dès lors que, si, par suite de certaines
circonstances, la trachée reste immobile et ne s'allonge
pas, ne cède pas pour ainsi dire à la traction des
muscles sus-hyoïdiens, le larynx reste immobile ou du
moins qu'il n'accomplit pas la totalité de son ascension, retenu qu'il est par en bas.

A quelle cause, après l'ouverture de la trachée,
pourrait être dû le défaut d'ascension complète du
larynx? Ce n'est pas assurément des troubles survenus
dans la contraction des muscles sus-hyoïdiens qu'il
faut incriminer; ce que l'on pourrait admettre *a priori*
avec une certaine vraisemblance, c'est la fixation de la
trachée par l'infiltration inflammatoire et l'empâtement
de son tissu cellulaire et de ses faisceaux musculaires
inter-annulaires. Cette hypothèse serait basée sur ce
fait que l'on constate souvent autour de la trachée,
dans la zone opératoire, une région inflammatoire
douloureuse et un empâtement situé profondément.
Mais il faut encore repousser cette explication en se
rappelant que les troubles de la déglutition apparaissent souvent quelques heures après l'ouverture de la
trachée, alors qu'il n'existe pas encore de réaction
inflammatoire; en se souvenant qu'ils se montrent
aussi cinq à six jours après l'ouverture de cet organe,
alors que tout empâtement péri-trachéal a disparu. Il
faut encore rejeter cette hypothèse à cause de la
disparition soudaine des troubles par la fermeture de
la canule, fermeture qui ne pourrait avoir la préten-
tion de faire disparaître l'empâtement de la trachée

et, par suite, de rendre la mobilité à cette dernière comme par enchantement.

Pour nous, nous croyons devoir chercher l'obstacle à l'ascension du larynx dans les nouvelles conditions où se trouve placée la trachée, après la création d'une ouverture qui permet à la respiration de se faire pendant la déglutition. Comment expliquer que le fait de pouvoir respirer pendant la déglutition puisse faire perdre à la trachée la faculté de se mouvoir et de s'allonger? M. Nicaise, qui vient de s'occuper de la physiologie de cet organe, a prouvé expérimentalement que *pendant la respiration forte la trachée se dilate et s'allonge pendant l'expiration, que le larynx monte, tandis qu'elle se rétrécit et se raccourcit pendant l'inspiration, que le larynx descend* ([1]).

Supposons que, par suite de circonstances que nous étudierons tout à l'heure, l'opéré fasse une inspiration brusque par l'ouverture de la trachée pendant le deuxième temps de la déglutition; il en résulte que le larynx se trouve pris entre deux forces : l'une (la contraction des muscles sus-hyoïdiens) qui tend à l'élever, l'autre (le raccourcissement de la trachée) qui tend à le faire descendre, d'où son ascension incomplète, un certain degré de béance de l'ouverture supérieure des voies aériennes et le passage des aliments dans ces dernières. Mais à l'inspiration succède l'expiration qui, s'accompagnant de l'allongement de la trachée, permet au larynx de fournir le summum

---

([1]) *Comptes rendus hebdomadaires de l'Académie des Sciences*, second semestre 1889, n° 15.

physiologique de son mouvement ascensionnel, c'est à
dire d'assurer la fermeture complète des premières
voies respiratoires pendant la déglutition; voilà ce qui
nous explique pourquoi le rejet des aliments par la
canule n'est que partiel; c'est parce que leur passage
dans la trachée ne se fait que pendant le premier
temps de la respiration. De même, l'on comprend
maintenant la fréquence du rejet des liquides par
rapport à celui des solides. Le passage des premiers
dans l'œsophage nécessite une protection, c'est à dire
une fermeture complète des voies aériennes, qui n'est
pas indispensable pour le passage des solides. Cependant, il est des cas où, un moment ou un autre, on
voit sans cause connue les aliments solides eux aussi
être rejetés par la canule; c'est qu'à ce moment l'opéré
a fait une inspiration plus brusque et plus forte, qui a
entraîné un raccourcissement plus complet de la trachée. M. Nicaise a fait voir, en effet, que le raccourcissement de cette dernière est proportionnel à la
force de l'inspiration. L'ascension du larynx étant
moindre, la voie ouverte aux aliments est plus large,
d'où le passage de corps plus volumineux. Bien plus,
vient-on à enlever la canule, les aliments passent en
plus grande abondance; les lèvres de la plaie tendant
à se rapprocher et par le fait à diminuer la prise d'air,
le malade fait appel à toutes ses forces inspiratrices,
ce qui entraîne un degré de moins dans l'ascension de
l'organe vocal; en outre, l'inspiration devenant plus
longue, la durée du passage des aliments se trouve
accrue; enfin, l'enlèvement de la canule fait disparaître la gêne légère que cette dernière, par sa pré-

sence, apportait dans les variations de volume et de
calibre de la trachée; celle-ci peut dès lors se raccourcir
plus complètement.

Si, au contraire, on bouche la canule, toute inspiration pendant la déglutition devenant impossible, la
trachée ne vient pas mettre obstacle à l'ascension du
larynx; les aliments ne passent plus dans les voies
aériennes.

A la persistance des fonctions physiologiques de la
trachée qui doivent normalement cesser pendant la
déglutition vient s'ajouter un second facteur, secon-
daire il est vrai; c'est l'aspiration qui se produit du
côté du larynx pendant l'inspiration en même temps
que par la canule; d'un autre côté, le courant d'air
inspiré qui passe par cette dernière, détermine un
second mouvement d'aspiration qui vient renforcer le
mouvement d'appel direct fait du côté de la cavité
laryngienne; c'est ce principe que l'on met en pratique
dans la construction des pulvérisateurs à vapeur pour
faire monter le liquide à pulvériser. On comprend que
cet appel de haut en bas puisse faciliter la descente
des aliments dans les voies aériennes; mais nous
pensons qu'il ne faut pas exagérer l'importance de ce
facteur et y voir, comme Archambault, la cause unique
du rejet des aliments par la canule. Ce mouvement
aspiratif ne peut pas expliquer l'ouverture des premières voies respiratoires pendant la déglutition, aussi
cet auteur était-il forcé d'admettre que la non-occlusion
du larynx était due à des phénomènes parétiques
laryngiens; or, nous avons vu plus haut que cette
hypothèse était inadmissible.

Quant à la théorie que nous proposons, basée sur la physiologie de la trachée, elle rend compte déjà du passage des aliments par la canule, de leur rejet incomplet et partiel, de la plus grande fréquence du rejet des liquides par rapport à celui des solides, mais de la possibilité du rejet de ces derniers, de l'exagération de ces troubles lorsque l'on retire la canule, enfin de leur cessation immédiate par la fermeture de cette, dernière. Cependant, pour que notre théorie soit absolument acceptable, il faut que nous puissions justifier avec elle toutes les données de l'observation. C'est ainsi que nous devons expliquer comment la respiration se faisant par la canule aussi longtemps que l'opéré la porte, on n'observe pas les troubles de la déglutition pendant tout ce temps. Il nous restera aussi à faire voir pourquoi ces phénomènes ne se montrent pas chez tous les opérés et comment ils peuvent apparaître chez les uns quelques heures après la pose de la canule et chez les autres cinq à six jours après seulement.

Pour résoudre ces questions, il est nécessaire d'étudier auparavant les circonstances qui favorisent la production de ces troubles.

Les données de l'observation, avons-nous écrit plus haut, sont les suivantes : l'apparition des troubles paraît être en rapport avec les désordres du rythme respiratoire occasionnés le plus souvent par la toux et la fièvre. On les voit, en effet, disparaître aussitôt que la respiration se régularise; que l'inspiration soit normale, la trachée reste neutre et passive, elle obéit au mouvement d'ascension du larynx provoqué par la déglutition. M. Nicaise a établi, en effet, que pendant la respiration calme la trachée ne variait pas durant les deux temps. Vienne, au contraire, un accès de toux qui entraîne des désordres dans le rythme respiratoire et qui nécessite une reprise ou inspiration forcée, la trachée entre dès lors en lutte avec le larynx, si le malade déglutit à ce moment. Voilà la raison pour laquelle on observe le rejet des aliments à une époque où la toux incessante est presque de règle, par suite du contact de la canule, véritable corps étranger dont la trachée veut se débarrasser par la toux, jusqu'au moment où elle s'y habituera.

Les troubles de la déglutition coïncident aussi avec l'existence de la fièvre, qui désorganise les mouvements respiratoires; elle les accélère en les rendant saccadés. Archambault disait qu'il n'avait jamais vu le rejet par la canule si la respiration n'atteignait pas le chiffre de 35 à 40 par minute. Tant que le rythme respiratoire est normal, l'opéré peut arriver à régler l'inspiration; il peut même attendre l'expiration pour déglutir, tandis que dans la fièvre, l'expiration est trop courte pour que le malade ne soit pas surpris par une inspiration en général saccadée; nous voyons réunies ici deux conditions pour lesquelles le rejet des aliments se fera par la canule.

Les émotions (la crainte, la peur, etc.) agissent dans le même sens en troublant la respiration. C'est ainsi qu'Archambault avait remarqué que les aliments passaient plus fréquemment dans les voies aériennes, si l'on faisait boire ou manger les enfants trachéotomisés devant le médecin.

La subordination de l'apparition de ces troubles aux circonstances que nous venons d'étudier, nous fournit les raisons pour lesquelles ces faits ne se montrent pas chez tous les opérés et ne sont pas constants. Si leur constatation est possible chez certains malades, c'est que chez eux la trachée est très sensible et qu'ils sont en proie à une fièvre de réaction inflammatoire qui épargne les autres; la durée des troubles est comme celle de la toux violente et de la fièvre, c'est à dire de trois à quatre jours.

L'apparition de ces phénomènes est encore en rapport avec l'affection laryngienne qui a nécessité la trachéotomie; si en général ils n'entrent en scène, chez les enfants atteints de croup, que vers le cinquième jour après l'opération, c'est parce que la chute des membranes qui obstruaient le larynx se fait à cette époque. Dès lors, l'organe vocal peut laisser passer les aliments. Si, chez les adultes, ces troubles de la déglutition se montrent immédiatement après la pose de la canule, c'est que, chez eux, le larynx, quoique sténosé par un processus pathologique quelconque, peut encore cependant laisser passer les liquides; si parfois, chez quelques-uns d'entre eux, on voit subitement ces troubles disparaître malgré la persistance des agents générateurs, la raison en est que la sténose laryngienne a progressé et est arrivée à amener l'oblitération complète du larynx. De ces faits, il résulte que l'on peut dire d'une façon générale que le rejet des aliments par la canule dépend d'une certaine manière de l'affection laryngienne. Il en est de même de la qualité des aliments : si les solides passent plus souvent chez les enfants opérés pour le croup, c'est qu'au moment où les membranes disparaissent, le larynx en général devient perméable en entier; si, au contraire, les solides passent très rarement chez les adultes, c'est que chez eux les troubles de la déglutition apparaissent au lendemain de la trachéotomie, époque à laquelle la sténose laryngienne soit syphilitique, soit tuberculeuse, soit cancéreuse, n'a pas encore pu se modifier et rétrograder pour leur laisser un passage assez large; on comprend alors qu'il y ait des malades chez lesquels on puisse affirmer que les aliments solides ne passeront jamais dans les voies aériennes. Enfin, si le rejet des aliments est plus fréquent chez les adultes que chez les enfants, la raison en est que chez les derniers le larynx ne se désobstrue qu'à une époque où les agents générateurs des troubles de la déglutition (toux et fièvre) ne se rencontrent qu'exceptionnellement; chez les adultes, au contraire, l'organe vocal est perméable le lendemain de l'opération, moment où se trouvent le plus souvent réunies la fièvre et la toux. Aussi, chez ces derniers, les troubles de la déglutition sont-ils presque de règle. Chez eux, le facteur toux prend un caractère de haute importance; ils sont presque tous en proie à une toux convulsive qui est due à la présence d'une canule, qui n'a pas la courbure convenant à la direction de la trachée. Chez eux, en effet, l'on a intérêt à faire la trachéotomie le plus bas possible; or, l'on sait que plus l'on s'éloigne du cricoïde, plus la trachée est située profondément, ce qui fait que la canule d'une courbure semblable à celle que l'on emploie chez l'enfant est absolument

défectueuse. La partie inférieure de la canule est trop
courbe et vient heurter la paroi antérieure de la
trachée. On peut se convaincre de la réalité du fait en
remarquant que la canule ressort partiellement par la
plaie cutanée; en outre, le malade la supporte très
mal; par ses titillations sur la muqueuse trachéale,
elle occasionne à l'opéré des accès de toux convulsive.

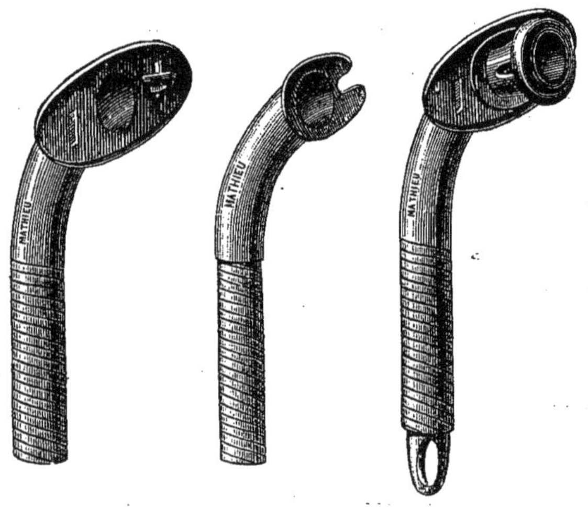

En présence de ces faits, M. le Dr Moure a eu l'idée de
faire fabriquer des canules dont la courbure fait un
angle plus grand que l'angle droit; en ouvrant davan-
tage cet angle, l'extrémité inférieure de la canule se
trouve pour ainsi dire rejetée en arrière. La canule de
M. Moure, qui n'est pas très difficile à introduire, est
beaucoup mieux supportée que les autres et diminue
les chances de l'ulcération trachéale.

M. Mathieu vient de construire un nouveau modèle
qui offre les mêmes avantages. Au lieu de représenter
un arc de cercle parfait comme les anciennes canules,

ce tube est coudé à angle droit; mais comme l'introduction de cette canule dans la trachée et surtout celle de la pièce interne dans l'externe seraient impossibles si ces tubes étaient rigides, M. Mathieu a rendu l'extrémité inférieure de la double canule mobile et malléable. Elle peut ainsi prendre momentanément, pendant l'introduction, la forme incurvée. Sa moitié inférieure est simplement représentée par des tours de spire, comme l'on peut s'en rendre compte d'après la figure ci-contre.

Maintenant que nous avons étudié les troubles de la déglutition et que nous en avons fourni une explication basée sur les données de la physiologie et qui concorde avec les faits observés, il nous reste à aborder la question du traitement. Nous nous contenterons d'indiquer les règles d'une thérapeutique rationnelle, tirée de l'étude même que nous venons de faire. Nous laisserons de côté la médication que nous appellerons *empirique,* qui consiste à faire usage des lavements nutritifs et de la sonde œsophagienne.

La première indication est d'obvier aux troubles de la respiration en s'adressant à leurs causes. La toux sera calmée au moyen de préparations opiacées. Chez les adultes, elle sera diminuée par l'introduction d'une canule à courbure convenable; nous ne saurions assez recommander, pour les raisons sus-mentionnées, l'usage des canules de Luer modifiées par Moure.

La fièvre sera combattue par le quinquina et la quinine.

La deuxième indication est de faire prendre au malade des aliments solides, puisque ce sont ceux qui sont rejetés le plus rarement ; on solidifiera pour ainsi dire les liquides par des procédés culinaires ingénieux ou bien au moyen de la gélatine.

La troisième indication rationnelle consiste à empêcher le malade d'inspirer pendant la déglutition. Ici deux procédés :

Le premier fait déglutir le malade, à un signal donné, pendant l'expiration.

Le second fait simplement fermer la canule pendant le deuxième temps de la déglutition.

Enfin, chez les adultes et dans les cas graves, on pourrait sans inconvénient sérieux, pendant les trois ou quatre premiers jours que durent ces troubles, laisser à demeure la canule de Tredenlemburg, dont on ne gonflerait le ballon-tampon que pendant le repas. Ce dernier aurait le double avantage d'empêcher l'aspiration de se faire du côté du larynx et de mettre un obstacle mécanique à la chute des aliments dans les voies aériennes ; ces derniers s'accumuleraient, il est vrai, en petite quantité dans le larynx au-dessus du tampon, mais ils seraient rejetés par la canule après un seul accès de toux, aussitôt que le ballon serait dégonflé à la fin du repas ; l'alimentation du malade serait ainsi assurée.

OBSERVATION.

M. X..., âgé de quarante-six ans, est soigné à la Clinique du Dr Moure depuis un an environ pour des lésions syphilitiques, du nez, du pharynx et du larynx. Les accidents des fosses nasales et de la cavité naso-pharyngienne étaient cicatrisés, lorsque le malade, qui avait été perdu de vue pendant trois mois, revient à la Clinique le 4 octobre. Il s'est fait une nouvelle poussée dans le larynx, qui a amené une sténose telle que la trachéotomie seule peut sauver le malade d'une asphyxie imminente.

Pratiquée *le 8 octobre*, cette opération fut des plus simples : l'incision de la trachée faite exactement sur la ligne médiane est située immédiatement au-dessous de l'isthme du corps thyroïde. M. Moure introduit très rapidement la canule, quoique les anneaux de la trachée soient ossifiés. Le pansement est fait comme d'habitude et le malade est mis au lit; mais depuis l'introduction de la canule, il est en proie à une toux quinteuse et convulsive.

Le 8 au soir, le malade est agité et a la fièvre; la température est de 38°9. La canule est mal supportée, elle occasionne une toux incessante; elle ressort en partie par la plaie trachéale, ce qui nous indique qu'elle touche la paroi antérieure de la trachée. La famille attire notre attention sur ce fait que le malade a rejeté par la canule le peu de lait, de vin et de bouillon qu'il a pris. Nous tranquillisons les parents et ordonnons une potion calmante. Nous nous proposons de changer la canule si elle continue à être mal tolérée.

Le 9. — Pansement. Fièvre, 38°4. Bronchite au début, la toux continue. Les aliments liquides, le lait plus particulièrement et le vin sont rejetés par la canule; par contre, le bouillon et l'eau sucrée ne le sont qu'en très petite quantité. Le lait en nature est supprimé pour être uni à des pâtes. Potion antimoniale et opiacée.

Le 10. — La toux diminue, la fièvre aussi; le thermomètre atteint 38°. Le malade expectore des mucosités en grande abondance. Se conformant à notre prescription, il a pu avaler des potages au lait, très épais, unis à des jaunes d'œufs, sans les rejeter par la canule; le vin continue à passer dans la trachée. La canule est nettoyée plusieurs fois par jour.

Le 11. — La fièvre est tombée; la toux diminue, l'expectoration est encore abondante. Le malade nous annonce qu'il a pu prendre son vin de quinquina au malaga sans le rejeter par la canule. Nous lui faisons prendre du lait devant nous et nous constatons qu'il ne passe pas dans les voies aériennes.

Le 12 et le 13. — Le malade va de mieux en mieux et se lève; les troubles de la déglutition n'ont pas reparu.

Sans vouloir continuer l'observation qui ne présente plus d'intérêt pour la question qui nous occupe, disons qu'un traitement par les frictions mercurielles a tellement amélioré l'état laryngien, que *le 25 octobre,* c'est à dire dix-sept jours après la trachéotomie, l'on peut enlever la canule.

Nous ferons remarquer que dans cette observation on voit nettement les rapports qui unissent la fièvre et la toux violente et les troubles de la déglutition; la disparition des premières est suivie de celle de ces derniers. Par contre, nous pourrions publier des cas où la trachéotomie ne s'est accompagnée ni de fièvre ni de toux opiniâtre et chez lesquels nous n'avons pu observer le rejet des liquides par la canule.

Bordeaux. — Imprimerie G. GOUNOUILHOU, rue Guiraude, 11.

www.ingramcontent.com/pod-product-compliance
Ingram Content Group UK Ltd.
Pitfield, Milton Keynes, MK11 3LW, UK
UKHW020910140726
13695UKWH00006B/2445